AF319835

SOCIÉTÉ FRANÇAISE D'OPHTALMOLOGIE

CONGRÈS DE 1897

RAPPORT

SUR

LE ROLE DE L'AUTO-INFECTION

DANS LES MALADIES OCULAIRES

PAR

Ph. PANAS

PARIS

G. STEINHEIL, ÉDITEUR

2, RUE CASIMIR-DELAVIGNE, 2

1897

SOCIÉTÉ FRANÇAISE D'OPHTALMOLOGIE

CONGRÈS DE 1897

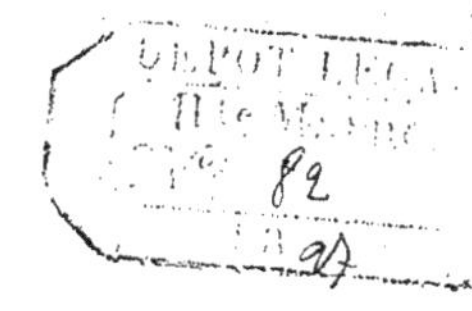

LE RÔLE DE L'AUTO-INFECTION

DANS LES MALADIES OCULAIRES

Par Ph. PANAS

Rapport présenté le 3 mai 1897, au 15ᵉ Congrès de la Société française d'ophtalmologie.

Sous le titre d'auto-infection oculaire, on doit entendre l'infection de l'œil ou de ses annexes par la voie de la circulation, que les germes et les toxines, voire les poisons proviennent du dehors, ou qu'il s'agisse de déchets organiques surabondants et incomplètement éliminés par les émonctoires naturels (utérus, reins, foie, tube digestif, peau, poumon). A cette liste s'ajoute le produit de certaines glandes dont il sera ultérieurement question (corps thyroïde, etc.).

Ainsi comprise, cette pathogénie apparaît des plus vastes et des plus fructueuses. A ce double titre, elle méritait d'attirer l'attention de la Société française d'ophtalmologie, qui a bien voulu nous charger du présent rapport, ce dont nous la remercions.

Les *virus* syphilitique, variolique, vaccinal, rabique, dont la nature est incomplètement définie jusqu'ici, et les *miasmes* (palustre, scarlatineux, rubéolique, etc.) rentrent également dans la catégorie des agents provocateurs.

Le *terrain*, qu'on a visé de tout temps en parlant de prédisposition à la maladie, joue très certainement un rôle nécessaire mais subordonné. C'est dans ce sens qu'il faut actuellement interpréter l'influence exercée par l'arthritisme, le lymphatisme, une croissance précoce, ainsi que par l'âge, le sexe, les ingesta et les circumfusa. Pour ce qui est, en particulier, de l'alcoolisme, du diabète, de l'albuminurie, etc., ces causes interviennent en troublant l'influence du *névraxe*, qui tient sous sa dépendance la vie des cellules dont l'agrégat constitue l'organisme.

Le traumatisme et le surmenage aussi bien des viscères que de l'œil y font appel aux processus morbides, mais ils ne sauraient créer la maladie de toutes pièces, sans l'intervention d'un principe infectieux.

L'agent délétère exerce son action nocive tout aussi bien, sinon mieux, sur le produit de la conception. De là est née la doctrine qui rattache diverses *malformations* et maladies intra-utérines à des infections transmises par les parents. L'expérimentation faite sur des femelles pleines, auxquelles on injecte sous la peau des cultures microbiennes ou des toxines, confirme cette conception étiologique.

En somme, deux facteurs interviennent pour créer les entités morbides spontanées dont l'appareil oculaire est le siège. En premier lieu, un agent pathogène charrié par le sang, en seconde ligne, l'état constitutionnel du sujet, autrement dit le terrain. En cela réside la différence entre les maladies et les empoisonnements par des agents chimiques, dont l'action s'exerce, bien qu'à des degrés divers, quelle que soit la réceptivité du sujet.

Les variétés des microbes et des toxines pathogènes ne sont encore que partiellement connues ; outre que pour une même espèce, la virulence varie d'après les conditions de milieu, du nombre des microbes, de leur association et de leur passage plus ou moins réitéré sur l'organisme vivant. Une notion non moins importante réside dans leur survivance pendant un temps parfois long, ce qui en pathologie générale constitue le *microbisme latent*.

Les effets de tous ces agents sur les tissus se traduisent : par des *processus phlegmasiques*, depuis l'œdème jusqu'à la suppuration, par des *hémorrhagies* avec ou sans thromboses intra-veineuses, ou bien encore par des *hyperplasies*, tant bénignes que malignes. Leur action sur le système nerveux, qu'ils excitent ou paralysent, mérite une attention d'autant plus grande, que la résistance de l'organisme en dépend.

Pour démontrer l'importance de cette action, il nous suffira de rappeler des expériences faites après sections nerveuses. Trambusti et Comba (1), après avoir énervé le rein au niveau du hile, injectent sous la peau du staphylocoque ou du streptocoque, et il en résulte une double néphrite, alors que toute localisation rénale fait défaut chez les animaux témoins non énervés.

Babinski (2) ayant inoculé avec la matière tuberculeuse des lapins, dont il avait coupé quelque temps auparavant l'un des pneumogastriques, vit apparaître une bacillose pulmonaire *double*, bien que plus prononcée du côté de la section nerveuse. Le résultat fut identique dans une expérience de V. Meunier (*ibid.*, p. 84).

Il est à noter que la compression, l'irritation ou la paralysie d'un nerf, disposent de même les tissus à l'infection microbienne. Il en est également ainsi des centres encéphaliques, preuve qu'alors les lésions infectieuses sont le plus souvent *croisées*. Le même effet perturbateur du système nerveux revient à la contusion et au traumatisme en général, tant proche qu'éloigné.

La bilatéralité et la symétrie des lésions en sont alors la règle, et constituent un caractère clinique important de l'origine infectieuse, ainsi que cela s'observe pour la tuberculose et la syphilis, qui s'attaquent aux articulations de même ordre, aux deux testicules, aux deux yeux etc.....

Charrin dans son *Traité clinique* (p. 286, 1897), s'exprime comme il suit : « La lésion d'un rein, d'un œil, retentit sur l'état du rein ou de l'œil opposé ; elle perturbe sa nutrition, son innervation, par suite du réflexe classique qui crée des zones plus faibles. Dès lors un germe, qui par aventure pénètre dans le torrent sanguin, aura chance de se greffer sur ces zones, de préférence à d'autres territoires ; ce phénomène dépend particulièrement de la tendance des virus à se localiser au niveau des lieux de moindre résistance. Ici c'est

(1) Trambusti et Comba, *Lo Sperimentale*, 95.
(2) Babinski, thèse inaug. de V. Meunier, p. 19, 1896.

bien l'infection qui détermine la symétrie; mais elle réussit à la faveur de la complicité de l'appareil cérébro-médullaire qui régit cette disposition. »

A propos du rhumatisme chronique et de la goutte, l'auteur précise son idée sur la symétrie des lésions dans les termes suivants : « La plupart des altérations anatomiques dans l'espèce, reconnaissent pour causes les toxines ; l'agent pathogène demeure d'abord cantonné dans une zone restreinte, où il fabrique ses produits qui s'attaquent à distance aux séreuses, aux muqueuses, ainsi qu'à différents organes. L'intervention du système nerveux en pareil cas, se traduit à son tour par la symétrie des manifestations morbides. »

A côté de la symétrie, il faut placer un autre caractère, propre surtout aux auto-intoxications et qui réside dans la dissociation des lésions. Cela est surtout vrai pour les troubles moteurs tels qu'on les rencontre chez les diabétiques, les albuminuriques, etc... A ce propos, Charrin (*loc cit.*,p. 20) cite l'exemple d'un diabétique offrant le syndrome de Weber (hémiplégie croisée gauche, avec paralysie totale de l'oculomoteur du côté de la lésion pédonculaire).

De tout temps, on a invoqué la débilité, particulièrement celle qui dérive d'une croissance rapide, comme prédisposant à la maladie, Charrin (*loc. cit.*, p. 226) se l'explique en admettant que, par suite de l'apport de la plus grosse part des matières minérales aux os, les neurones privés de phosphore deviennent insuffisants. De la sorte, les intoxications microbiennes et celles qui dérivent du conflit des cellules ou des ingesta, entrent librement en jeu. Par contre, les injections sous-cutanées de sérum et de phosphates alcalins, relèvent la résistance de l'organisme, en incitant le système nerveux et les cellules à la défense ; fait d'autant plus important que, nous le savons, le névraxe gouverne les localisations par infection.

Parmi les affections d'origine virulente, la syphilis est celle qui réalise le mieux à la fois la *symétrie* et la *systématisation* des lésions qui en dépendent. Cela est vrai autant pour les manifestations spécifiques qui s'attachent aux téguments (peau et muqueuses), que pour celles afférentes aux os et aux parenchymes en général.

Les poisons tels que l'alcool, le mercure, le plomb, le sulfure et l'oxyde de carbone, etc..., procèdent de même. A cet égard, la clinique et l'expérimentation démontrent la bilatéralité habituelle des lésions, ainsi que le rôle joué par le système nerveux général, suivant qu'il a été excité ou déprimé.

Les auto-intoxications, surtout bien comprises depuis les travaux de Bouchard, jouent un grand rôle pathogénique. La présence de toxiques, nés du conflit vital des cellules avec le sang, a été surabondamment démontrée grâce à de nombreuses expériences sur les animaux. Non seulement les produits sécrémentitiels et excrémentitiels tels que ceux contenus dans les urines, la sueur, la bile, le suc pancréatique, la salive, mais aussi ceux élaborés par le corps thyroïde, le thymus, l'hypophyse, les capsules surrénales, la rate, les ovaires, les testicules, le pancréas et même les muscles, sans négliger le flux menstruel, entrent souvent en jeu. On sait qu'à côté de principes appelés toxines, on y découvre des antitoxines, ce qui fait que des troubles généraux surviennent tantôt par exagération sécrétoire, tantôt par manque ou perversion de fonctionnement. Exemple : le goître exophtalmique dans le premier cas et le myxœdème dans le second.

Après ces préliminaires, nous aborderons le côté ophtalmologique proprement dit, autant que le permet du moins l'état actuel de la science.

Depuis longtemps, la participation de l'œil à divers états pathologiques généraux avait été nettement établie ; c'est ainsi qu'en fait de *pyrexies* nous trouvons signalées les fièvres éruptives, particulièrement la variole, la scarlatine et la rougeole.

Dans l'ordre des *dyscrasies*, le diabète, l'albuminurie, l'urémie, l'oxalurie et la phosphaturie, la goutte et le rhumatisme chronique, la leucémie, le scorbut, et certaines manifestations dyscrasiques et partant indirectes de la syphilis, telles que la kératite parenchymateuse héréditaire, le tabes et la périencéphalite.

La classe des *infections* comprend des types nosologiques aussi nombreux que variés et mérite dès lors de nous arrêter. Des agents provocateurs, il en est qui viennent *du dehors* et d'autres qui se développent dans l'intimité de nos tissus, ce qui constitue l'*auto-infection* proprement dite. Dans l'un ou l'autre cas il s'agit d'*endo-infection* oculaire à opposer à l'exo-infection directe dont nous n'avons pas à nous occuper ici.

Les maladies dues à des agents infectieux puisés en dehors de l'organisme, et qui abordent l'œil par voie interne sont : la syphilis, la tuberculose endo-oculaire, la lèpre, certaines manifestations de la blennorrhagie, les fièvres pyohémiques, tant puerpérale que traumatique, le typhus, la méningite cérébro-spinale, l'influenza, l'érysipèle, la diphtérie, la fièvre ourlienne, l'anémie pernicieuse, le paludisme, etc.

Parmi les poisons chimiques, l'alcool, la nicotine, le sulfure de carbone, la santonine, la quinine, d'autres encore, s'attaquent à l'œil, principalement au tractus optique ; de là dérivent autant de classes d'amblyopies et d'atrophies bien connues aujourd'hui.

Ici, comme en pathologie générale, tout foyer infectieux situé dans une partie quelconque du corps et pouvant agir sur l'œil d'une façon directe ou indirecte, devra désormais être recherché avec le plus grand soin. En supposant que la preuve manque, il faut se rattacher à la bilatéralité et jusqu'à la symétrie des lésions oculaires, pour admettre la possibilité d'une origine infectieuse.

Chez la femme, l'appareil utéro-ovarien joue un rôle prépondérant : il nous suffira de citer l'ophtalmie dite métastatique d'origine puerpérale, qui constitue l'un des prototypes.

Le côté vraiment nouveau est celui de la pathogénie de cette affection qui n'a pu être tirée au clair que depuis les recherches bactériologiques modernes. On sait qu'auparavant on avait fait jouer un grand rôle à la phlébite et à la lymphangite utérine, mais la propagation du processus de l'utérus à l'œil restait impénétrable. Pour notre compte, nous avons eu l'occasion d'observer deux cas d'ophtalmie purulente métastatique puerpérale, l'un en 1881 (*Arch. d'Opht.*, t. I, p. 174, 1881), l'autre il y a 4 ans. Chez notre première malade un seul œil a été atteint, et à part la destruction de cet œil, la guérison s'ensuivit. Pousson, notre interne d'alors, a trouvé le staphylocoque aussi bien dans le pus de l'œil que dans le sang et dans le contenu d'une vésicule cutanée pemphigoïde située au poignet.

Là seconde observation concerne une femme nouvellement accouchée, qui, au milieu d'accidents puerpéraux graves, eut une double panophtalmie, le tout terminé par la mort. Le pus de ses vitrés contenait des streptocoques.

Axenfeld (1) s'étant livré à une étude approfondie de cette affection, est arrivé à des conclusions qu'il est utile de signaler.

L'ophtalmie purulente métastatique évolue d'ordinaire, dit-il, dans les deux premières semaines de l'infection puerpérale ; à de rares exceptions près, il s'agit d'une suppuration phlegmoneuse du globe qui se perfore, la phtisie de l'œil étant ici l'exception.

L'unilatérale est plus commune que la bilatérale, presque le double : 41 contre 22.

La première permet la guérison, alors que la bilatérale aboutit à une mort à peu près certaine. D'accord avec Herrnheiser (2) Axenfeld admet la pénétration constante dans l'œil des microbes primitivement contenus dans le sang, le streptocoque en tête, puis le staphylocoque, quant au diplocoque encapsulé, il n'a été rencontré qu'une seule fois par Herrnheiser.

Comme dans notre première observation, Axenfeld signale l'origine embolique des localisations oculaires ; les embolies septiques en question émigrent surtout dans la choroïde pour l'ophtalmie unilatérale et presque toujours dans la rétine où l'on rencontre des hémorrhagies, pour celle bilatérale.

Les particularités qui précèdent se retrouvent dans l'œil, à propos des pyohémies chirurgicales consécutives à des traumatismes et à des opérations, sauf qu'ici on rencontre plus souvent le streptocoque.

Les suppurations internes du tractus génital chez la femme (utérus, trompes, ovaires, vagin) provoquent plus souvent qu'on ne le croit l'ophtalmie purulente métastatique. Exemple : l'observation de Jessop relative à une ophtalmie unilatérale compliquée de pneumonie et due à une vaginite aiguë ; les deux de Knapp et de Gayet, où le mauvais état des voies génitales avait été le point de départ ; les deux malades de

(1) AXENFELD, *Arch. f. Opht.*, t. 40, fasc. 1 et 3, 1894.
(2) HERRNHEISER, *Klin. Monatsblätter*, 1892, p. 393.

Förster qui eurent une ophtalmie unilatérale suppurative après résection du col utérin dans le premier cas, et débridement de l'hymen dans le second ; enfin l'observation de Bayer, relative à une panophtalmie unilatérale terminée par la mort, par double salpingite ayant succédé au simple attouchement digital d'un carcinome du col utérin.

Le 3 février 1896 entrait dans notre service de l'Hôtel-Dieu, salle St-Agnès, une malade de 63 ans, atteinte de cataracte. L'examen des urines ayant décelé la présence de 40 grammes de sucre par jour, on soumit la malade au régime antidiabétique et l'antipyrine à la dose de 4 grammes par 24 heures ; 4 à 5 jours plus tard l'œil gauche devenait le siège d'une suppuration vitréenne spontanée qui entraîna la cécité. Le 9 février, frisson violent : t. 40°. Le 10 l'œil opposé est pris de même, en même temps que l'auscultation révèle des râles sous-crépitants avec submatité à la base du poumon gauche. Le 13, t. 40°, stries sanglantes dans les crachats : le sucre urinaire reste au même taux et il s'y ajoute des traces d'albumine. Le 18 février, mort dans le collapsus.

En résumé, chez cette malade glycosurique, nous avons vu évoluer rapidement une double suppuration oculaire par métastase, plus une pneumonie unilatérale gauche intercurrente, le tout aboutissant à la mort dans le court espace de 12 jours.

A l'examen anatomique on a trouvé le vitré et la rétine transformés en un magma purulent, qui contenait de nombreux staphylocoques blancs. La choroïde participait très peu à cette altération et il en était ainsi de l'iris et des procès ciliaires. Le poumon gauche offrait des foyers inflammatoires disséminés à la base, renfermant le même staphylocoque. Rien du côté des reins, preuve que le peu d'albumine urinaire était d'origine toxhémique pure. Par contre, l'utérus et les trompes ont été trouvés en pleine purulence, ainsi qu'un myome utérin réduit en bouillie par la suppuration : du staphylocoque identique à celui du vitré y foisonnait. D'après cela il ne subsistait aucun doute ; la double ophtalmie métastatique et la pneumonie résultaient d'une toxhémie ayant pris sa source dans une endométrite avec salpingite, comme on en rencontre souvent chez les vieilles femmes, dont les écoulements deviennent particulièrement fétides et parfois sanguinolents.

Cette observation, on le voit, constitue une véritable expérience de laboratoire et ne saurait laisser aucun doute sur l'origine endogène de l'infection, qui envahit successivement un œil après l'autre, avec systématisation des lésions. Il faut noter en outre que la rétine et le vitré ont été les parties principalement atteintes, ce qui justifie la proposition d'Axenfeld, de remplacer désormais le terme de choroïdite purulente métastatique par celui d'ophtalmie métastatique qui ne préjuge rien, au point de vue du siège.

Il existe des cas où il est très difficile de préciser, au lit du malade, le point de départ de l'endo-infection spontanée, survenant chez des sujets en apparence sains jusque-là. Je rappellerai à ce sujet l'observation d'une malade, que j'ai consignée dans le Jubilé de Helmholtz. Il s'agissait d'un adulte chez lequel survint une panophtalmie unilatérale, le lendemain d'un trajet en impériale d'omnibus, des Ternes à la Bastille, par un temps de forte gelée. Le pus contenu dans le vitré renfermait de nombreux staphylocoques qui reproduisirent la panophtalmie sur des lapins. Ici sans doute le froid avait agi comme cause de localisation de ces microbes charriés par le sang, sans que nous ayons pu en préciser la porte d'entrée.

Diverses affections médicales s'attaquant aux deux sexes, telles que l'influenza, la méningite cérébro-spinale, le typhus, plus rarement la variole et l'érysipèle donnent lieu à des ophtalmies métastatiques *mitigées*, unilatérales ou bilatérales. Ici, plus encore que dans la variété franchement phlegmoneuse, l'affection revêt la forme d'une rétino-hyalite infectieuse souvent accompagnée d'apoplexies rétiniennes, et aboutit sans trop de réaction ni de douleur, au décollement de la rétine et à l'atrophie du globe.

Cette forme fut décrite pour la première fois par Roth sous le nom significatif de rétinite septique(1). Depuis lors, Litten (2),

(1) ROTH, *Virch. Arch.*, X, p. 175.
(2) LITTEN, *Zeitschr. f. klin. Med.*, 1881.

Heiberg (1), Kahler (2), Wagenmann (3), Mitwalsky (4),
Herrnheiser(*l.c.*), Nathanson(5), Everbusch (6), Piéchaud (7),
Axenfeld (8) s'en sont successivement occupés. Les observations de Gayet (9), de Trousseau (10), de Gasparrini (11),
de Lagrange (12), s'y rapportent.

Lors de la grande épidémie d'influenza à Paris en 1892,
nous assistâmes à l'évolution d'une semblable hyalo-rétinite,
terminée par atrophie du globe, chez un adulte atteint de
double pneumonie.

Chez lui, à l'infection générale pneumococcique, il s'était
joint une lymphite du bras par excoriation du petit doigt, et
dans le pus du ganglion deltoïdo-pectoral enflammé, nous
découvrîmes le streptocoque. Pareille association microbienne
rendait difficile de dire lequel des deux microbes, pneumocoque ou streptocoque, avait infecté l'œil, bien que la forme
subaiguë que revêtit l'ophtalmie rendît plus probable l'infection pneumococcique, activée peut-être dans son évolution
par le streptocoque.

La question de savoir si, dans ces formes subaiguës, il s'agit
de microbes atténués ou de toxines qui en dérivent, reste
quant à présent en suspens ; la difficulté vient de ce que l'absence de microbes pathogènes dans la circulation générale,
et même dans l'œil infecté, alors qu'on les y recherche tardivement, ne prouve pas nécessairement qu'il n'y en ait pas
eu à un moment donné. Toujours est-il que les faits cliniques
positifs de la présence de microbes dans l'œil existent, té-
moin le fait de Herrnheiser cité plus haut, à propos de pneu-
mocoques et un tout récent publié par Haushalter et Viller (13). Ces derniers ont rencontré le pneumocoque pur dans

(1) HEIBERG, *Centralbl. f. med. Wissensch.*, 1874, p. 361.
(2) KAHLER, *Zeitschr. f. Heilk.*, I, 1880.
(3) WAGENMANN, *Arch. f. Opht.*, B. 38.2.147.
(4) MITWALSKY, *Ibornik. lek.*, III, 2 et 3.
(5) NATHANSON, *Med. Obosrenje*, XXII, n° 11.
(6) EVERBUSCH, *Münch. med. Woch.*, 1890.
(7) PIÉCHAUD, *Presse méd. belge*, 1874.
(8) AXENFELD, *Congr. Heidelberg*, 1896.
(9) GAYET, *Congrès de Rome*, 1894.
(10) TROUSSEAU, *Ann. d'ocul.*, p. 199, 1894.
(11) GASPARRINI, *Ann. di Ottalm.*, 1895, p. 343.
(12) LAGRANGE, *Congr. d'opht. de Paris*, 1896.
(13) HAUSHALTER et VILLER, *Gaz. hebd. de méd. et chir.*, Paris, 6 juillet
1895.

l'œil gauche seul qui était suppuré, ainsi que dans le poumon hépatisé du même côté, et dans le sang d'une souris inoculée par eux avec de la bouillie splénique délayée dans du bouillon de culture.

Les discussions ont surtout porté sur la rétinite métastatique, envisagée par Roth comme de nature septique et rattachée par lui ainsi que par Virchow à des embolies capillaires. Litten (1) a montré l'importance et la fréquence des hémorrhagies et leur origine infectieuse ; Heiberg (2), s'occupant de la panophtalmie puerpérale, a rencontré le premier dans l'œil des microcoques obstruant les vaisseaux de la rétine et de la choroïde. Hirschberg (3) et Kahler (4), ce dernier surtout, concluent que la rétinite septique et l'ophtalmie métastatique sont dues à une invasion parasitaire, à la seule différence du degré de la virulence. Wagenmann (5) et Mitwalsky (6) ont trouvé, le premier le streptocoque, le second, une fois le streptocoque, une autre fois le staphylocoque, et dans un dernier cas, le microbe du typhus. Leber (7) est d'avis que la rétinite septique est embolique.

Pour Herrnheiser (8), l'ophtalmie métastatique et la rétinite septique seraient deux affections distinctes et dues, la première à une invasion microbienne, la seconde à l'altération chimique du sang, comme pour la leucémie, l'albuminurie et l'anémie pernicieuse. Sur 3 yeux examinés après la mort, il n'aurait trouvé ni thromboses, ni embolies parasitaires. Cette opinion semble partagée par Dolganow (9) qui n'a pas non plus rencontré de microbes, et par Lagrange, cité précédemment.

Nous citerons plus loin des expériences qui nous ont prouvé la facilité de pénétration des microbes dans l'œil, préalablement hyperémié par un agent chimique.

Le choix de l'espèce animale a sans doute son importance.

(1) Litten, *Berlin. klin. Woch.*, 1878 et *Zeitschr. f. klin. Medicin.*, 1881.
(2) Heiberg, *Centralbl. f. med. Wissenschaft*, 1872, p. 361.
(3) Hirschberg, *Knapp's Arch. f. Augenheilk.*, 1879.
(4) Kahler, *Zeitschr. f. Heilkunde*, 1880, p. 1.
(5) Wagenmann, *Arch. f. Opht.*, t. 33, 2, p. 147.
(6) Mitvalsky, *Hornik.*, III, 4, 2, 3.
(7) Leber, *Græfe Sœmisch. Handbuch*, V, p. 562.
(8) Herrnheiser, *Klin. Mon. Blatt.*, t. XXX.
(9) Dolganow, *Wratch.*, n° 44-45, 1897.

A en juger par ce fait que, si l'expérimentation sur les lapins n'a fourni le plus souvent que des résultats négatifs, Weber (1) est parvenu chez trois chats à provoquer l'ophtalmie, une fois même bilatérale ; de même Marchand (2) en injectant chez le même animal des pneumo-bacilles, a réussi deux fois à déterminer l'ophtalmie, dont une double non accompagnée d'autres métastases sur le reste du corps. C'est là une preuve très nette de l'influence du terrain; d'où la difficulté de conclure d'un animal à l'autre et moins encore de celui-ci à l'homme.

De l'ensemble des faits cliniques et expérimentaux qui précèdent, nous avons été conduit à penser que les iritis, les choroïdites, les rétinites tant plastiques que séreuses, ainsi que les hémorrhagies intra-oculaires, surtout celles diffuses, pouvaient bien tenir à des intoxications microbiennes, venues d'organes plus ou moins éloignés. Jusqu'ici on se contentait d'incriminer le terrain, autrement dit les diathèses ; mais comme beaucoup de sujets de cette classe échappent aux localisations oculaires, alors que d'autres en deviennent la victime, nous devons faire intervenir aujourd'hui, toute infection surajoutée.

Lorsqu'on se livre à l'examen des malades à ce point de vue particulier, on ne tarde pas à découvrir des dyspeptiques endurcis, des constipés à outrance, des femmes chlorotiques, dysménorrhéiques, leucorrhéiques, ou en pleine ménopause, conditions qui toutes créent autant d'infections par des toxines organiques déversées dans le sang ; la grossesse elle-même rentre dans ce cadre, si l'on en juge par la diminution habituelle de la toxicité des urines durant la gestation. Les troubles sécrétoires des glandes, ovaires, testicules, reins et capsules surrénales, pancréas, foie, rate, corps thyroïde, y contribuent nous le savons, pour une large part. Ajoutons que les fièvres éruptives, l'impaludisme, la dysenterie des pays chauds, etc..., en dehors de leurs effets délétères immédiats, laissent subsister des modalités pathologiques dans la vie cellulaire, d'où dérivent, après un temps plus ou moins long, des auto-intoxications. C'est là un point dont on ne

(1) WEBER, *Berl. klin. Woch.*, 1864.
(2) MARCHAND, *Soc. des sciences nat.* Marbourg, 1864.

tient-pas suffisamment compte en pathogénie, et grâce auquel on s'explique l'évolution de diverses affections oculaires apparaissant tardivement, alors que le sujet semble rétabli de son affection générale.

A titre de spécimen, qu'il nous soit permis de citer un cas de chroroïdite dont l'origine infectieuse pouvait passer au premier abord pour douteuse. Il s'agissait d'une femme de 54 ans, entrée à la clinique pour une choroïdite séreuse unilatérale, avec trouble poussiéreux du vitré. Bien que la malade n'accusât aucune autre affection concomitante, nous affirmâmes que l'origine devait en être recherchée dans une infection, et en effet, dans un nouvel examen fait au lit 4 jours plus tard, on ne tardait pas à découvrir un énorme anthrax situé au dos dans la région interscapulaire, et qui, étant peu douloureux, n'avait pas attiré autrement l'attention de la patiente. Les urines ne contenaient ni sucre ni albumine, et en l'absence de toute lésion organique, on ne pouvait incriminer chez elle que l'infection staphylococcique partie de l'antrax.

Le point de départ des infections utérines et ovariques est aujourd'hui universellement admis. Comme exemple, nous mentionnerons une observation qui nous est propre, et celle communiquée par Vignes et Batuaud à l'Académie de Médecine le 16 juin 1896.

La première concerne une dame de 54 ans en pleine période de ménopause, atteinte d'un volumineux corps fibreux de l'utérus s'accompagnant de pertes sanguines et purulentes. Une irido-choroïdite plastique s'attaque d'abord à l'œil gauche, puis au droit. Malgré un traitement de deux ans par les injections intra-musculaires mercuriques, l'iodure de potassium et l'arsenic, la choroïdite ne faisait que s'accentuer. Pensant qu'il fallait avant tout parvenir à éteindre la dyscrasie sanguine, grâce à un traitement s'adressant aux émonctoires naturels, nous fîmes subir à la malade deux cures successives aux eaux chlorurées-sodiques de Biarritz, qui eurent pour résultat de dissiper l'état poussiéreux des vitrés et de rétablir l'acuité visuelle à son taux normal ; la cure en est d'autant plus assurée, que la guérison remonte déjà à 2 ans.

Chez la malade citée par Vignes, âgée de 24 ans, il s'agissait d'irido-choroïdite plastique double à poussées menstruelles. Ici le point de départ consistait en une endométrite chronique à staphylocoques, avec association d'un gros bacille ventru indéterminé. L'affection oculaire, rebelle à la cautérisation ignée du globe, aux injections sous-cutanées d'iode et à l'iridectomie, a cédé rapidement après nettoyage énergique du canal cervical du col utérin pratiqué par M. Batuaud.

Divers types de chorio-rétinites maculaires peuvent être rattachés, croyons-nous, à des endo-infections dérivant de la syphilis, tant acquise que congénitale, aussi bien que de la ménopause, de l'albuminurie intermittente ou de la glycosurie de même ordre et qui le plus souvent sont d'origine toxique.

En voici une observation toute récente : Mme S..., âgée de 27 ans, contracte à 14 ans une scarlatine grave compliquée d'albuminurie; 6 mois plus tard, il survient une choroïdite maculaire à début brusque de l'œil gauche, s'accompagnant d'hyperesthésie rétinienne et qui laisse subsister depuis lors un scotome central relatif. L'examen ophtalmoscopique fait par nous, à cette époque, nous révéla en plein macula une plaque pigmentaire de 2 diamètres papillaires, et qui a persisté sans changement. Une fois mariée, elle eut une première couche normale, puis un avortement au second mois, ensuite une 3e grossesse au 8e mois par chute sur la fesse, avec réveil de l'albuminurie, laquelle a cédé en trois semaines au régime lacté. Une 3e grossesse normale fut suivie (c'était en septembre 1896) de l'aggravation de son scotome maculaire, qui devint absolu et provoqua à nouveau l'hyperesthésie de la rétine, avec des douleurs circumorbitaires vives. Un renseignement important fourni par la malade, c'est qu'à plusieurs reprises de sa vie de jeune fille et de femme mariée, elle était reprise, après toute secousse morale ou physique, de légère albuminurie transitoire sans œdème aux jambes, ni aucun autre trouble de la santé générale : il est à présumer dès lors qu'il s'agissait chez elle d'une de ces albuminuries avec troubles rénaux transitoires, dus au passage de toxines à travers le filtre rénal, comme on en observe après l'administration du mercure, de la cantharide, etc. D'une santé générale florissante, cette dame n'a jamais présenté de manifestations spécifiques, et ses enfants jouissent jusqu'à présent d'une santé parfaite.

Voici une autre observation qui témoigne de l'association de diverses infections.

Jeune fille de 16 ans, plumassière, se présente à l'Hôtel-Dieu le 25 janvier 1897. Réglée pour la première fois à 15 ans, mais ayant eu des épistaxis répétées jusque-là.

Constipation opiniâtre.

Sur 4 enfants, un mort de convulsions à 10 mois. Sa mère, tuberculeuse avancée pendant la grossesse, est morte 3 semaines après l'accouchement. A eu de l'otorrhée. Vue imparfaite depuis la naissance.

A l'ophtalmoscope, on constate une double choroïdite polaire postérieure, surtout à l'œil gauche, où elle comprend la macula.

Sens chromatique conservé des deux côtés.

OG. Champ visuel légèrement rétréci à la périphérie.

OD. V. normale.

Ici on peut invoquer la dystrophie originelle résultant de la tuberculose maternelle au moment de la gestation, et accessoirement une infection surajoutée, dérivant du retard du flux cataménial, de la constipation opiniâtre habituelle et sans doute aussi de l'otorrhée à laquelle elle a été sujette.

Les considérations qui précèdent s'appliquent jusqu'à un certain point aux rétinites albuminuriques, glycosuriques et leucéiques vraies où les toxines et les microbes peuvent intervenir à leur tour. Ne savons-nous pas déjà que certaines substances, telles que la naphtaline et le menthol, administrées à des lapins par la bouche, déterminent des lésions rétiniennes rappelant celles de la rétinite albuminurique y compris l'apparition d'une cataracte dystrophique. De leur côté, l'alcool, le tabac, le plomb, le sulfure de carbone, etc... s'attaquent de préférence au nerf optique et à l'encéphale. Il n'y a dès lors aucune témérité à admettre que diverses toxines contenues dans le sang puissent agir de même. A cet égard, nous signalerons une observation toute récente de double neuro-rétinite consécutive à la rougeole :

Fille de 17 ans, réglée à 15 ans. Elle est prise de rougeole, qui évolue normalement dans l'espace de onze jours à l'hôpital d'Aubervillers. A sa sortie, le 7 janvier 1897, elle accuse une amaurose totale de l'œil droit, avec forte amblyopie du gauche. Au moment où nous la voyons, le 15 janvier, nous découvrons chez elle à l'ophtalmoscope, de la double papillite avec léger œdème, sans qu'il y eût trace d'albumine dans les urines. OD : V = 0.OG compte les doigts à 25 centimètres de distance. Soumise au régime lacté et à l'administration de l'iodure de potassium (2 gr. par jour), le 2 février, c'est-à-dire au bout de 18 jours, l'amélioration de la vue s'accentue V = 1/6 des deux côtés, et les lésions papillaires subissent une régression assez marquée.

Il est à noter que depuis le 25 décembre 1896, cette jeune fille avait eu un arrêt des règles et qu'ainsi, une nouvelle cause de toxhémie est venue se surajouter à l'action du virus rubéolique.

Ce que nous venons de dire pour la rétine et le nerf optique s'applique également aux nerfs moteurs et sensitifs du globe, ainsi que le prouve surabondamment l'infection syphilitique et celles résultant du diabète, de la diphtérie, plus rarement des oreillons. A propos de cette dernière, il n'en existe que deux exemples, l'un relaté par Joffroy, l'autre par Révilliod de Genève. Ce dernier cas concerne un enfant de 7 ans qui, à propos d'une atteinte ourlienne de moyenne intensité, eut une paralysie motrice des 4 membres, des deux 6es paires, du facial gauche, de l'hypoglosse droit et des deux nerfs spinaux. La guérison ne tarda pas à survenir sous l'influence des injections de strychnine, des bains salés et de l'électrisation.

La bacillose s'attaque à l'œil et y affecte des sièges assez précis. La chorio-rétine, véritable émanation du cerveau et de la pie-mère, offre la forme la plus grave de tuberculose aiguë, dite granulie ; cette localisation coïncide avec celle des méninges et comporte par cela même un pronostic des plus graves. La tuberculose du segment antérieur de l'œil revêt plus volontiers la forme caséeuse, et s'y cantonne de préférence, sans se généraliser forcément ; de là résulte une bénignité plus grande pour le pronostic. Un seul œil est alors souvent pris et son énucléation, même s'il est en pleine purulence, peut couper court à tout envahissement ultérieur.

En voici entre autres, 2 exemples.

Garçon de 12 ans, sans tare tuberculeuse aux poumons ni

ailleurs, mais issu de parents tuberculeux. L'œil gauche est
en pleine purulence, et offre en haut, au niveau du limbe,
une proéminence sous-conjonctivale d'aspect caséeux. Une fois
énucléé, l'œil est divisé en deux par une section équatoriale ;
il offre du côté de la rétine des nodules tuberculeux, et
en avant, une transformation caséeuse de l'iris et des procès
ciliaires. La guérison du jeune malade fut prompte et défi-
nitive, preuve que les lésions n'avaient pas dépassé le globe,
et que l'infection rétinienne était secondaire.

La seconde observation concerne une fille de 19 ans, pâle,
chlorotique et amaigrie ; seul son œil gauche était affecté,
comme chez le malade précédent, et après énucléation, tout
est rentré dans l'ordre, au moins pendant les 3 années que
nous avons suivi le sujet.

La localisation de la tuberculose sur l'iris est aujourd'hui
bien connue : nous avons eu l'occasion de l'observer, aussi
bien chez les jeunes individus que chez les enfants en bas-
âge. Le plus ordinairement il s'agit d'un gros foyer caséeux
solitaire, mais on y rencontre aussi la variété miliaire, sous
forme de noyaux gris-perlé disséminés.

Cette localisation se caractérise par une bénignité relative
mais réelle, d'où la possibilité d'obtenir la guérison, grâce
à un traitement médical par les injections intra-musculaires
mercuriques et l'administration de l'iodoforme.

Les inoculations faites à la chambre antérieure de lapin
nous ont permis de reproduire l'un et l'autre de ces types
cliniques, et ont montré qu'il s'agissait bien là de tuberculose. Quant à l'action curative du mercure, elle se conçoit
depuis qu'on sait, qu'en sa qualité d'antiseptique puissant
cet agent exerce une action germicide sur le bacille de Koch.
Du reste, divers cliniciens ont proclamé, et tout dernière-
ment M. E. Dubois (*Acad. de Méd.* 9 février 1897), l'utilité du
mercure dans la phtisie pulmonaire ; les chirurgiens de leur
côté usent depuis longtemps de l'onguent napolitain en
frictions, et des applications d'emplâtre de Vigo, dans le traitement des tumeurs blanches d'origine tuberculeuse.

L'endo-infection bacillaire n'exerce son action sur la cornée que d'une façon indirecte, par l'intermédiaire du tractus
uvéal, qui en est le siège de prédilection. D'après des obser-

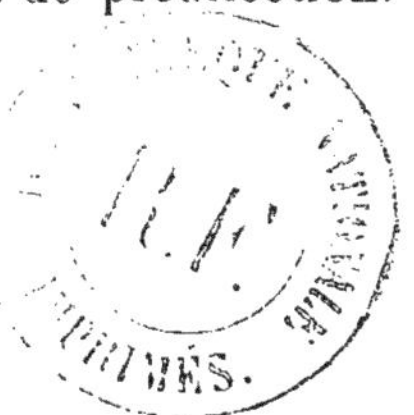

vations modernes, bien des kératites interstitielles réputées hérédo-syphilitiques semblent reconnaître l'originé tuberculeuse. D'une façon générale on peut dire, que toute kératite parenchymateuse ou profonde d'emblée, est diathésique, contrairement à celles qui débutent. par la superficie et comme telles dérivent d'infections directes, par voie externe.

Dès 1871 (1), nous avons soutenu que la kératite d'Hutchinson devrait être envisagée non comme une manifestation propre de la syphilis, mais comme le résultat d'un état dyscrasique général ; que dès lors tout autre principe infectieux s'attaquant au produit de la corruption pourrait agir de même, tout en reconnaissant que la plus large part revenait à la syphilis des ascendants. Déjà Fœrster et Mooren s'étaient prononcés dans le même sens. Mais il n'a pas fallu moins d'un grand nombre d'années pour voir cette doctrine gagner du terrain. Le professeur Fournier (2) s'y est rattaché entièrement, et, pour lui, la kératite en question ne rentre pas dans les manifestations directes de la vérole, mais bien dans celles purement discrasiques, à côté du tabes et de la périencéphalite, groupe qu'il désigne sous le nom de lésions parasyphilitiques, qui, comme telles, peuvent évoluer sur un terrain exempt de syphilis.

Tout récemment, V. Hippel (3), s'étant livré à une étude approfondie de la question, arrive aux mêmes conclusions, et compte non moins de 30 p. 100 de cas, où la kératite évolue en dehors de toute tare syphilitique (4). De plus, il insiste sur la fréquence non négligeable de lésions qu'on observe à l'ophtalmoscope, après l'éclaircissement de la cornée, vers la limite antérieure du tractus uvéal, et dont le trouble cornéen ne serait, d'après lui, qu'une conséquence ; ainsi que cela s'observedu reste pour la scléro-choroïdite antérieure et certaines hydrophtalmies congénitales. Pour lui comme pour nous, les déformations dentaires existent fréquemment, mais elles peuvent aussi faire défaut, preuve qu'elles n'ont rien

(1) Panas, *Bull. de la Soc. de Chir.* et *Gaz. des hôp.*, 1871.
(2) Fournier, *Leçons sur la syphilis héréd. tard.*, 1896.
(3) Hippel, *Arch. de Græfe.* 1896.
(4) Pour Fœrster (*Klin. Monatsblatt. f. Auge*, 1890, p. 114), la proportion des non-syphilitiques serait de 51 p. 100 et d'après Fournier (*loco cit.*) de 58,9 p. 100.

d'absolument caractéristique ; il en est ainsi de la fine vascularité profonde qui subsiste longtemps, d'après Hirschberg ; des épanchements et des nodus articulaires, et de la surdité. Dans l'ordre étiologique, M. Hippel classe à côté de la syphilis, la tuberculose du cercle ciliaire et de l'iris, puis le rhumatisme chronique, la goutte, la malaria, accessoirement le diabète et l'influenza.

E. Pflüger (1), renonçant au syphilitisme exclusif d'Hutchinson et de ses adeptes, mentionne à son tour 32 cas de kératite parenchymateuse plus ou moins typique, observés par lui dans le cours de l'influenza ; un autre où la lésion cornéenne se rattachait au lichen ruber acuminé et plan ; en outre il mentionne des kératites interstitielles évoluant chez des chèvres atteintes de l'affection contagieuse connue sous le nom d'agalaxie.

Le fait communiqué récemment à la Société de dermatologie et de syphiligraphie qui prouve que des individus, atteints de kératite d'Hutchinson, peuvent contracter la syphilis acquise, confirme à son tour que l'origine de cette affection est loin d'être univoque.

Revenant à notre point de départ, celui de l'origine tuberculeuse, ou, comme le disait Mackenzie, scrofuleuse, de certaines kératites interstitielles, nous signalerons l'observation d'une jeune fille rabougrie, de 20 ans, atteinte de double kératite diffuse vasculaire avec facies caractéristique. Les commémoratifs, tant personnels que familiaux, se rapportent tous à la tuberculose et aucun à la syphilis. Dès l'âge de 3 ans, elle fut atteinte d'une tumeur blanche du genou droit, ce dont témoigne une semi-ankylose avec épaississement des condyles et de nombreux trajets fistuleux cicatriciels adhérents, tant du côté du fémur que du tibia. A sa puberté elle eut une otite suppurée droite, qui lui a laissé un certain degré de cophose du même côté. Actuellement, outre sa double kératite interstitielle, elle offre des engorgements ganglionnaires sousmaxillaires et carotidiens, plus des ganglions dygastriques engorgés et en pleine dégénérescence caséeuse.

La tuberculose cornéenne, en tant qu'affection locale,

(1) PFLUGER, *Soc. opht. de Heidelberg*.

évolue, ainsi que nous l'avons démontré expérimentale-
ment, à la façon d'un ulcère serpigineux qui finit par se ci-
catriser à la longue, sans se propager dans le reste de l'œil
et encore moins à l'organisme entier.

Le tractus optique ne constitue guère un lieu propice à
l'évolution du tubercule, alors même que les méninges en
seraient chroniquement infectées. L'atrophie papillaire résulte le plus souvent d'une compression qu'exercent sur le
chiasma des exsudats plastiques, ou bien encore, comme
dans un cas cité dans notre atlas d'anatomie pathologique,
un phymome né du tuber cinereum.

La lèpre, avec son bacille aujourd'hui bien connu, et qui
morphologiquement, sauf le volume, se rapproche de celui
de Koch, s'attaque également à l'œil de la façon la plus fâ-
cheuse. Son siège de prédilection est le corps ciliaire et l'iris,
d'où elle envahit le limbe cornéen. Comme en cet endroit il
existe un double courant endosmotique et exosmotique, on
conçoit que les bacilles et les virus venus des vaisseaux s'y
fixent de préférence : cela est également vrai pour le tubercule, ainsi que pour les gommes syphilitiques.

Dans la lèpre anesthésique, où le système nerveux est particulièrement intéressé, on comprend que la rétine et le nerf
optique puissent être pris, avec ou sans lésion des autres
parties du globe, mais c'est là un fait relativement rare.

Quelle que soit l'origine des intoxications citées plus haut,
le terrain y contribue pour en aggraver la marche : c'est ce
qui s'observe particulièrement chez les alcooliques, les diabétiques, les albuminuriques, les dyspeptiques, les névrosés,
et ceux qui sont sous le coup d'un épuisement constitutionnel
quelconque.

En pathologie générale on a admis de tout temps la *dyscrasie* comme cause efficace de bien des hémorrhagies
spontanées. En dehors du purpura et du scorbut qui en sont
les prototypes, on tend aujourd'hui à y faire entrer les épistaxis des adolescents, les hémorrhagies supplémentaires chez
la femme, des hématémèses, certaines hématuries et certains mélænas. D'après nos idées bactériologiques actuelles,
l'opinion est que des microbes et des toxines y interviennent, surtout si l'on songe à l'influence exercée par ces agents

sur-les vaso-moteurs et sur la diapédèse des globules sanguins. Partant de là, on est conduit à rattacher certaines hémorrhagies, tant de l'œil que de l'orbite, à de véritables toxhémies.

Parmi les malades de cet ordre, on ne tarde pas à découvrir des troubles fonctionnels du côté des reins, du foie, de la rate, de l'estomac et du tube intestinal. La coexistence d'autres hémorrhagies, telles que des épistaxis répétées, confirme un pareil diagnostic causal. Nous mentionnerons à ce propos l'observation d'un hématome orbitaire survenu brusquement, chez un enfant dyspeptique obèse sujet à des épistaxis, en pleine attaque d'indigestion. Ce fait n'est pas d'ailleurs le seul : Fischer relate le cas d'un hématome ayant succédé à la suppression des règles ; Warthon Jones un autre chez une malade de 17 ans albuminurique ; Zehender un autre chez un enfant d'un an sujet aussi aux épistaxis ; Jeafferson chez une fille de 10 ans pendant qu'elle était atteinte de coqueluche ; Valude (1) chez une malade de 34 ans, antérieurement dysménorrhéique, puis migraineuse, dyspeptique, fortement constipée, présentant périodiquement de l'enflure aux jambes, et de tout temps sujette à saigner au moindre attouchement. Son hématome orbitaire dont elle eut plusieurs poussées, les plus fortes en octobre et en novembre, fut précédé d'un hématome du voile du palais et suivi d'une ecchymose gingivale. L'épanchement de sang dans l'orbite se traduisit par de violentes douleurs le long du trijumeau et des nausées, outre qu'à la première attaque il y eut de la fièvre et un abattement prononcé. L'examen du sang au point de vue des globules, et l'analyse des urines n'ont démontré, il est vrai, rien d'anormal, mais, pour nier la toxhémie qui, d'après les symptômes, paraît ici à peu près certaine, il aurait fallu déterminer la toxicité de l'urine et celle du sérum. D'autre part, la migraine habituelle et les douleurs violentes ressenties du côté du trijumeau, au moment du raptus sanguin intra-orbitaire, font supposer une action toxique exercée sur le système nerveux et par son intermédiaire sur les vaso-moteurs céphaliques.

Spier, chez les deux enfants d'un an qu'il cite, se contente d'attribuer l'hématome orbitaire aux cris, mais comme il s'a-

_____

(1) VALUDE, *Acad. de méd.*, 16 février 1897.

git là d'une cause des plus banales, force est d'invoquer une condition seconde qui lui aurait échappé. On peut en dire autant du vieillard de 64 ans cité par de Wecker et qui, deux ans auparavant, avait eu une perte de connaissance. Il nous semble que l'artério-sclérose seule, condition également banale, ne suffit pas pour expliquer l'hématome en question.

A côté des hématomes orbitaires, il faut placer de suite les hémorrhagies spontanées intra-oculaires, principalement les hémorrhagies profuses du vitré, dont l'étiologie est restée très obscure. Ici encore, il faut faire appel à la dyscrasie par endo-infection, ainsi qu'il semble résulter de l'observation suivante : Un jeune boucher de 26 ans, d'apparence robuste, se présente à l'Hôtel-Dieu, le 15 janvier dernier, avec une hémorrhagie spontanée profuse du vitré de l'œil gauche, rendu à peu près inéclairable à l'ophtalmoscope, sauf en bas et en dedans où l'on aperçoit une faible lueur rougeâtre. A son dire, il aurait eu en mai 1896, trois obnubilations successives du même œil, disparaissant chacune au bout de 2 jours. A ce moment, il était sous le coup d'une blennorrhagie légère avec apparition de chancre, première cause sans doute d'infection. Peu après, l'épididyme du testicule gauche fut pris et l'induration consécutive dure toujours au niveau de la tête, comme cela est le propre de l'épididymite syphilitique. Depuis lors, il a eu de l'alopécie et des pléiades ganglionnaires inguinales ; de plus, il porte de nombreuses taches d'ecthyma circiné aux deux jambes. Ajoutons que le sujet est nettement alcoolique, en même temps qu'ozéneux, de sorte qu'on peut admettre chez lui une véritable triade infectieuse. Actuellement nous sommes en présence d'une hémorrhagie vitréenne qui a évolué progressivement dans l'espace des 3 dernières semaines, au point d'abolir toute perception, sauf celle de la lumière diffuse. Au point de vue de l'étiologie, on n'a que l'embarras du choix entre les infections syphilitique, ozéneuse et alcoolique, ou encore peut-on faire intervenir leur *association* dont l'importance a été suffisamment justifiée par les bactériologues.

Une source commune d'infection dérive des muqueuses, entre autres de celles des voies génitales dans les deux sexes. On sait aujourd'hui que l'infection gonococcique agit à distance sur les séreuses, les muqueuses, la conjonctive en particulier, sur le névraxe, ainsi que du côté de l'iris et de la choroïde.

La conjonctivite infectieuse métastatique dont il s'agit, doit être nettement séparée de la conjonctivite purulente grave, par contact direct de pus blennorrhagique. Contrairement à cette dernière, elle évolue d'une façon bénigne, la sécrétion en est discrète, plutôt muqueuse que purulente ; il y a moins de chémosis, peu ou pas de complications graves du côté de la cornée, outre qu'elle alterne avec d'autres manifestations phlegmasiques du côté de l'iris et des synoviales tendineuses ou articulaires. Maurice Perrin et quelques autres ont cité, il est vrai, des cas se terminant par la destruction du globe, en se fondant sur ce que toute blennorrhagie génitale apparente faisait défaut au moment de l'évolution de la conjonctivite. Nous pensons qu'il a dû se glisser des erreurs au point de vue de la contamination directe, qui n'est pas toujours facile à établir. En voici la preuve : une femme est reçue dans notre service avec une double ophtalmie blennorrhagique des plus graves ; l'examen du pus conjonctival et de celui du vagin décèle de nombreux gonocoques. Quelques jours plus tard, son mari est reçu dans les salles pour une ophtalmie de même nature à gonocoques, mais cette fois unilatérale ; l'examen le plus minutieux ne laisse découvrir chez lui la moindre trace de blennorrhagie, pas plus uréthrale qu'anale, et le malade nous affirme n'avoir eu de rapports qu'avec sa femme. La seule déduction à tirer de ce fait, c'est qu'il y a eu contamination blennorrhagique directe par voie extra-génitale, ainsi que la syphilis nous en offre des exemples.

Une autre manifestation plus commune, constitue l'entité décrite depuis longtemps sous le nom d'iritis métastatique, qui, comme la précédente, peut alterner avec les épanchements articulaires, les synovites tendineuses, ou même s'accompagner d'endocardite. Le plus souvent il s'agit d'iritis séreuse, et il ne nous a été donné qu'une fois de rencontrer la variété plastique et hémorrhagique d'emblée, avec endocardite ayant déterminé rapidement de l'insuffisance aortique : il s'agissait d'un jeune homme issu de parents arthritiques et cardiaques

et qui lui-même était en proie à du rhumatisme blennorrhagique.

Une localisation plus rare est celle se faisant du côté de
l'axe cérébro-spinal et du nerf optique. Nous possédons à
cet égard l'observation d'un homme jeune, qui dans le cours
d'une blennorrhagie fut pris de douleurs violentes du côté
des deux sciatiques, l'empêchant de bouger de son lit pendant plus d'un mois. Un jour, étant convalescent, il péné-
tra dans une glacière et fut pris presque aussitôt d'une
amblyopie brusque de l'œil droit, puis du gauche. A notre
examen, fait un mois plus tard, nous constatâmes une déco-
loration blanche de la papille droite, et une hyperémie du
disque optique gauche. Comme le malade n'était ni alcoolique ni syphilitique, nous conclûmes à une papillite bilatérale
blennorrhagique, ayant évolué sous l'influence du refroidis-
sement surajouté.

En dehors de l'infection blennorrhagique directe, il faut
encore tenir compte de l'indirecte due à l'extension de l'inflammation vers la vessie, les uretères, les reins, la cavité
utérine, les trompes et les ovaires. Dans ces cas, si l'on n'était
pas prévenu, on risquerait de méconnaître l'origine infectieuse des manifestations oculaires. C'est pourquoi il faut
redoubler de soins, scruter minutieusement les antécédents
et tenir compte des lésions du côté des séreuses articulaires
ou autres, de l'utérus, des reins, etc...

La ténonite, véritable hygroma de la bourse séreuse du
globe, constitue l'apanage du rhumatisme chronique ; à ce
titre l'infection gonococcique intervient dans bien des cas
sur lesquels l'attention n'a pas été suffisamment attirée. Chez
un de nos malades, nous trouvons dans ses antécédents une
attaque de rhumatisme articulaire aigu polyarticulaire, avec
sueurs et fièvre. Chez lui, en dehors de toute uréthrite, on
a vu apparaître trois attaques de ténonite qui furent pré-
cédées et accompagnées d'orchite avec hydrocèle, alternant
d'une façon croisée avec la ténonite : c'est là une association
de lésions entre le testicule et l'œil, qui n'a pas été signalée,
que je sache. Ce qu'il y a encore de particulier, c'est qu'il s'y
est joint des hydarthroses du genou alternes et intermitten-
tes, type nous paraissant être de plus en plus de nature infec-

tieuse. On trouvera cette observation décrite tout au long dans la *Semaine médicale* du 13 janvier 1897, p. 10.

L'origine infectieuse de la ténonite nous apparaît d'autant plus probable que Fuchs (1), dans un cas consécutif à l'influenza et terminé par suppuration, y a rencontré du pneumocoque, dont les cultures inoculées à des rats ont provoqué une septicémie mortelle. Même chose est vraie pour le streptocoque, lorsqu'il s'agit de ténonite consécutive à l'érysipèle facial.

Une autre localisation du virus gonorrhéique se rencontre du côté des glandes lacrymales ; il en résulte des dacryoadénites aiguës ou chroniques, souvent bilatérales et symétriques, analogues à celles qu'on observe dans le cours des oreillons avec ou sans engagement des glandes sous-maxillaires et des testicules. Armagnac (2), Seeligsohn (3) et nous (4), avons relaté chacun un cas où la blennorrhagie était en cause.

En dehors des variétés ourlienne vraie et blennorrhagique, il faut citer par ordre de fréquence la dacryoadénite rubéolique, puis celle par influenza (Lindner) (5).

L'origine infectieuse se retrouve dans les dacryoadénites chroniques où, en dehors des causes citées plus haut, on a incriminé la dysménorrhée, la ménopause, la grossesse, ainsi que la scarlatine, le typhus, l'ictère, la tuberculose, la syphilis et la leucémie. Scheffels insiste sur l'engorgement de la rate qui s'ajoute à celui des glandes salivaires et des ganglions du cou.

La flore microbienne qu'hébergent le naso-pharynx et les sinus crânio-faciaux qui en dépendent, constitue une source très commune de maladies infectieuses de l'appareil oculaire ; leur nombre ira en grandissant à mesure que nous apprendrons à les mieux connaître.

De tous les processus y afférents, l'ozène joue le principal rôle. En ce qui concerne le globe lui-même, il est moins rare qu'on ne le pense d'observer des iritis et des chorio-rétinites,

(1) Fuchs, *Lehrb. d. Augenheilk.*, 1889, p. 651.
(2) Armagnac, *Soc. méd. chir. de Bordeaux*, 1887, p. 459.
(3) Seeligsohn, *Klin. Mon. Blatt*, 1891, p. 136.
(4) Panas, *Traité des mal. des yeux*, t. 2, p. 323.
(5) Lindner, *Wien. med. Woch.*, 1891.

qui ne s'amendent que du moment où l'on s'applique à traiter
la muqueuse naso-pharyngienne chroniquement enflammée.
Comme cette affection dérive de bacilles bien connus (ceux
de Frænkel, de Lœwenberg et de Vedova) il y a lieu de rattacher les inflammations intra-oculaires d'origine nasale, à
une véritable endo-infection. Il va de soi qu'avant de se
rattacher à cette origine microbienne, on devra éliminer
scrupuleusement la syphilis et toute autre diathèse préexistante.

Pour ce qui est des manifestations orbitaires provenant
de l'ozène, nous signalerons le phlegmon et les ostéopérios-
tites. La phlogose s'y implante tantôt directement, tantôt
par l'intermédiaire des sinus et du labyrinthe ethmoïdal,
sans qu'il y ait nécessairement perforation ; dans ce cas on
peut admettre que les microbes et les toxines agissent par
métastase en suivant les voies lymphatiques et sanguines
qui vont d'une cavité à l'autre. Ce mode de transport à distance n'est pas, du reste, spécial à l'orbite et se retrouve dans
la propagation du processus infectieux vers les méninges et '
la cavité du globe oculaire. Axenfeld (1) a pu disséquer
trois cas de méningite cérébro-spinale, où le processus sup-
puratif ne s'était pas propagé à l'œil le long des gaines du
nerf optique, ainsi que cela est généralement admis, mais au
travers des vaisseaux sanguins qui s'y rendent.

La métastase naso-orbitaire peut d'ailleurs se traduire autrement, par l'apparition d'une masse sarcomateuse dans cette
dernière cavité.

C'est ainsi qu'en 1895 je communiquai à la Société médicale britannique à Londres, l'observation d'un adulte affecté
d'une double exophtalmie symétrique. Toutes les hypothèses
de syphilis, de sarcome vrai, de phlegmon, de ténonite
étant exclues chez un individu jeune et vigoureux, je crus
devoir rattacher l'affection à une cellulite orbitaire proliфé-
rante, dont il fallait rechercher le point de départ. Or, l'examen rhinoscopique fit découvrir chez lui, comme seule tare,
de l'ozène accompagné de productions polypoïdes sur les cor-
nets. Ce malade, qui avait été vu auparavant par le Dʳ Vi-

_____

(1) AXENFELD, *Assemblée des natur. et méd. allem* , septembre 1896.

gnes, soumis à un traitement interne arsénical, guérit complètement de son exorbitis double, ainsi que des papillites avec amblyopie prononcée, qui en avaient été la suite.

Des cas analogues de pseudo-néoplasmes orbitaires existent dans la science, mais ont été rattachés pour la plupart à la syphilis, en se fondant sur l'action résolutive exercée par le mercure et l'iodure de potassium, alors même qu'aucun antécédent ne justifiait une pareille origine. Cette erreur d'interprétation venait de l'oubli que le mercure et l'iodure de potassium sont aptes à guérir autre chose que la syphilis, et du fait que le rôle de l'endo-infection en pareil cas n'était pas encore établi. Nous savons du reste actuellement que le vrai sarcome malin est inoculable, grâce aux expériences de Pierre Delbet sur des chiens.

En ce qui concerne le nerf optique, l'infection d'origine nasale agit de différentes façons.

Le plus souvent, il s'agit de sinusite infectieuse, particulièrement de celle du sinus sphénoïdal, entraînant l'inflammation, puis l'atrophie du nerf optique ; certaines labyrinthites ethmoïdales agissent de même.

Le mode de propagation est variable. Tantôt il s'agit de phlegmon orbitaire ayant pour effet de comprimer et d'enflammer le nerf.

Tantôt et le plus souvent, de sinusite sphénoïdale qui a des rapports intimes avec le canal optique.

Dans un 3ᵉ groupe, nous voyons une ethmoïdite propagée au sinus sus-nommé ou encore au crâne provoquer de la méningite basilaire.

En ce qui concerne le sinus maxillaire, son action est moins directe, mais non moins démontrée par les faits. Outre le phlegmon orbitaire, qui peut être la conséquence de cette sinusite, il nous a été donné, dans un cas communiqué à l'Académie de médecine en 1895, de voir le périoste de la paroi interne et de la paroi supérieure de l'orbite décollé, la voûte orbitaire perforée au niveau de l'apophyse d'Ingrassias, les méninges enflammées et suppurées, avec épanchement ventriculaire et un petit abcès indépendant en pleine corne frontale. Pendant la vie, le malade avait eu de l'amaurose avec atrophie commençante du nerf optique du même côté. La dure-mère basilaire restait intacte.

Une particularité anatomique que nous croyons devoir mentionner, c'est que chez certains sujets à sinus maxillaire très vaste, il existe en haut et en arrière, un diverticule ascendant qui n'est séparé du fond du sinus sphénoïdal que par une mince cloison. Dans ces cas, l'infection peut se propager d'un sinus à l'autre et atteindre le nerf optique par le chemin le plus court.

Les méfaits de la rhinite ozéneuse ne s'arrêtent pas là. L'infection peut se propager dans le crâne par les canaux vasculaires qui traversent la lame criblée de l'ethmoïde et le trou borgne, y provoquer des méningites basilaires circonscrites proliférantes, ayant pour résultat de comprimer les nerfs optiques et le chiasma, avec amblyopie et amaurose consécutives. Il n'est pas rare, au moins au début, de se trouver en présence de papilles qui n'offrent rien d'anormal, alors même que la vision est nulle. Comme en pareil cas, les autres signes méningitiques font défaut, on n'a, pour étayer le diagnostic causal, qu'à tenir compte de l'ozène et de l'abolition plus ou moins complète de l'odorat, ce qui démontre la participation du nerf olfactif, voisin du chiasma.

Le pharynx constitue un autre point de départ d'infection oculaire : il nous suffira de rappeler la paralysie accommodative d'origine diphtéritique, et celle de certains nerfs moteurs extrinsèques du globe, de même origine.

Chez un de nos malades, nous avons vu évoluer une double thrombo-phlébite orbitaire, provoquée par l'inflammation gangréneuse de l'une des amygdales. Notre élève Festal d'Arcachon, fit à ce propos des recherches anatomiques qui lui permirent d'établir les anastomoses veineuses déjà indiquées par Trolard. Il s'agit d'un tronc parti du plexus veineux amygdalien et ptérygo-palatin et qui, se dirigeant directement en haut à travers le trou ovale, aboutit au sinus caverneux du même côté. Chez notre malade, la phlébite infectieuse s'est communiquée aux deux sinus caverneux et par là aux orbites, par l'intermédiaire du sinus coronaire. L'autopsie a d'ailleurs confirmé ce diagnostic.

Une autre origine des thrombo-phlébites orbitaires a sa source dans les suppurations de l'oreille moyenne (caisse et cellules mastoïdiennes). Presque toujours le sinus latéral est intéressé, puis l'un ou les deux sinus caverneux et les veines ophtalmiques.

Voici à cet égard une observation instructive : chez une fillette de 9 ans, atteinte de suppuration de l'oreille, apparaît brusquement de l'exorbitis du même côté, accompagné de chémosis inflammatoire, de stase papillaire prononcée, laquelle se traduisit par une forte amblyopie, ne permettant d'apercevoir que l'ombre des doigts à 10 centimètres de distance. Au bout d'une semaine, même chose se passait du côté de l'orbite et de l'œil opposé, mouvement fébrile continu, céphalée intense, gonflement cervical et parotidien du côté de l'œil infecté, et bientôt abcès dont l'écoulement alternait avec celui de l'oreille.

Le traitement général par l'antipyrine, le sulfate de quinine, l'extrait de quinquina, le calomel, et un traitement local comportant les injections antiseptiques dans l'oreille et l'introduction de mèches iodoformées, n'ayant amené aucun amendement sensible, nous priâmes M. Marmorek d'intervenir. Celui-ci ayant examiné au microscope le pus provenant de l'oreille et celui contenu dans une collection orbitaire, reconnut la présence de nombreux streptocoques volumineux. Ceci le conduisit à pratiquer une série d'injections de sérum anti-streptococcique, qui eurent pour résultat d'abattre la fièvre, de tarir les abcès orbitaires bilatéraux et de relever les forces. Conjointement, les papillites optiques s'amendèrent et la vision redevint normale.

Malheureusement, trois mois plus tard, alors que la malade se trouvait à la campagne en pleine convalescence, elle fut prise d'une attaque de méningite suraiguë, sans que nous ayons pu savoir en l'absence d'autopsie, s'il s'agissait d'une infection streptococcique ou tuberculeuse.

Chez un adulte du service du docteur Quénu, la suppuration de l'oreille a eu pour résultat l'apparition d'une ophtalmie purulente métastatique croisée, alors que l'œil du même côté est resté indemne, ainsi que nous avons pu nous en assurer par l'examen fonctionnel et ophtalmoscopique fait deux mois et demi après l'énucléation.

Dans les cas cités plus haut et quelques autres analogues, nous pensons que la métastase sur l'œil et l'orbite, tient au transport de produits septiques d'origine microbienne. De là résulte la dissémination ainsi que la variété de siège et de gravité des lésions orbito-oculaires qui en dérivent.

La furonculose de la face, particulièrement celle des lèvres, du front et des paupières, a plus d'une fois provoqué des thrombo-phlébites orbitaires. Le plus souvent, il s'agit alors d'infection staphylococcique dont l'origine peut être externe ou interne.

Parmi les processus morbides qui ont le plus embarrassé les ophtalmologistes, en tant que pathogénie, nous devons mentionner l'ophtalmie sympathique.

A une époque où le rôle des nerfs vaso-moteurs était inconnu, où la notion des réflexes était à peine ébauchée, et où l'on était loin de soupçonner les révélations de la bactériologie pastorienne, Mackenzie, doué d'un esprit pénétrant, avait entrevu les diverses solutions de ce difficile problème. S'occupant du *consensus oculorum* des Anciens, il écrit ce qui suit :

« On peut d'abord penser, que les vaisseaux sanguins de l'œil blessé et enflammé étant congestionnés, transmettent à ceux de l'œil opposé, avec lequel ils communiquent dans le crâne, une disposition semblable à la leur. » Pour étayer sa doctrine, il ne lui manquait, on le voit, que la connaissance des nerfs vaso-moteurs.

Il ajoute du reste plus loin : « Rien n'empêche d'admettre qu'une excitation ayant son siège dans l'œil traumatisé se propage le long des nerfs ciliaires fournis par la 5e et la 3e paires, jusqu'au cerveau, d'où par un réflexe, elle aboutirait aux nerfs ciliaires de l'œil sain. » Ici encore il avait pressenti, sans pouvoir la démontrer, l'action des vaso-dilatateurs de la 5e paire.

Cherchant à tirer parti de la décussation partielle des nerfs optiques dans le chiasma, Mackenzie se demande si le processus phlegmasique par sympathie, ayant toujours pour siège primordial la rétine, ne pourrait se propager d'un œil à l'autre le long du tractus optico-chiasmatique. Ce mode de transmission, qui lui apparaissait comme le plus probable, a fasciné de nos jours bien des ophtalmologistes bactériologues, en tête desquels il faut placer Deutschmann : celui-ci a proposé, à cause de cela, de désigner l'affection sous le nom d'ophtalmie *migratrice*. Depuis lors, on n'a pas manqué de faire pérégriner à travers les gaines et les méninges des colonies microbiennes, fait dont la réalité a provoqué des contradictions d'un peu partout.

Au chapitre consacré à cette affection, Mackenzie insiste sur cette particularité que, parmi les plaies de l'œil, celles profondes, s'accompagnant de pertes de vitré, de déchirures ou de hernies de l'iris et du corps ciliaire, exposent le plus à l'ophtalmie sympathique, alors que rien de pareil ne s'observe après les opérations, même quand il survient du prolapsus irien ; d'autre part il insiste sur les cas où la contusion du globe et la brûlure par l'acide sulfurique ont suffi pour déterminer l'ophtalmie sympathique.

Plus curieux encore est le passage où cet auteur fait intervenir le rôle de prédispositions individuelles, telles que celles créées par l'alcoolisme, l'abus de tabac et la débilitation préexistante ou occasionnée par le séjour au lit, suite du traitement rigoureux que comportait à cette époque tout traumatisme grave de l'œil, sans négliger ce qui peut revenir à la constipation opiniâtre du sujet. A ce propos, il fait appel au teint terreux des malades et à l'éclosion tardive de l'ophtalmie sympathique, de la 5e à la 6e semaine après l'accident, ce qui dans son esprit semble supposer l'intervention d'une cause surajoutée. Pour lui, l'application hâtive des yeux au travail, qui les congestionne, prédisposerait particulièrement à cette manifestation, par suite de l'action réflexe qu'exerce l'œil traumatisé : les observations qu'il cite à cet égard lui paraissent convaincantes. Mais là où l'opinion intime de l'auteur éclate avec le plus de clarté, c'est à la page 125, t. II, où il s'exprime ainsi : « l'ophtalmie réflexe appartient au genre des inflammations appelées de mauvaise nature, *unhealthy* », ce que nous pouvons traduire par les mots de dyscrasique ou toxhémique. A la page précédente, il rapporte avec insistance une observation de Kennedy, concernant un malade atteint d'ophtalmie sympathique, et chez lequel toutes les piqûres des saignées faites au bras avaient suppuré. Les traducteurs de son livre ne manquent pas d'insérer en note au bas de cette page ce qui suit : « Cette remarque est on ne peut plus importante, en ce sens qu'elle explique en partie l'ophtalmie sympathique, qui pourrait bien n'être qu'une variété d'ophtalmie *phlébitique* » ; nous dirions volontiers aujourd'hui *thromboseptique*.

Depuis Mackenzic, la névrose ciliaire a servi de thème à la plupart des auteurs qui ont écrit sur l'ophtalmie sympathique : cette doctrine a décliné, pour faire place aux théories microbiennes. Pour appuyer sa doctrine, Deutschmann s'est adressé à l'anatomie pathologique et à des expériences sur les animaux, mais les recherches de cet ordre répétées par d'autres (Nordenson, Ayres, Alt, Randolph, Haab, Sattler, Schirmer, Uhthoff, Greef, Ohlemann) ont donné des résultats contradictoires tels, qu'il n'est plus possible de ne pas se sentir ébranlé. Les auteurs précités prétendent n'avoir jamais rencontré de microbes dans les gaines optiques à n'importe quel moment du processus phlegmasique ; d'autre part, nous voyons des partisans de la première heure (Smidt, Rimpler, Pflüger, Kühnt, Laqueur et Nieden) (1), abandonner la doctrine migratrice d'un œil à l'autre, ainsi que les névrotomies préventives qui en avaient été la conséquence.

L. Bach (2) expérimentant à nouveau par des inoculations oculaires faites avec des cultures pures de staphylocoque et de pneumocoque à l'état actif, affirme n'être jamais parvenu à provoquer d'ophtalmie sympathique : l'examen histologique du nerf et du chiasma brillait par l'absence de toute bactérie. Pour répondre à ceux qui prétendent que la suppuration de l'œil pouvait détruire les microbes ou empêcher leur migration dans les gaines, l'auteur dans une seconde série d'expériences, s'est servi des mêmes microbes atténués par la chaleur et les résultats de transfert furent également négatifs. Pour lever tous les doutes, il inocula le staphylocoque, le pneumocoque et le bacille de la tuberculose directement dans les gaines optiques : les animaux en expérience, suivis par lui du 4ᵉ jour au 4ᵉ mois, n'ont présenté aucun signe d'ophtalmie sympathique ; en outre, par l'examen histologique des deux nerfs optiques, pratiqué en série du 14ᵉ au 21ᵉ jour de l'inoculation intra-vaginale, il n'a pu y découvrir, pas plus que dans le chiasma, la moindre trace de staphylocoque ou

---

(1) *Congrès de Heidelberg*, 1891.
(2) L. BACH, *Arch. f. Opht.*, XLII, 2, p. 248-278, année 1896.

de pneumocoque : seul le bacille tuberculeux s'y trouvait et avait détruit de proche en proche le tractus optico-chiasmatique.

Sur 16 yeux humains, dont 10 atteints de suppuration, et 6 d'inflammation plastique, parmi lesquels 4 avaient provoqué l'ophtalmie sympathique, Bach n'a pu découvrir le moindre microbe, bien qu'il ait fait des ensemencements dans toute sorte de milieux de culture, aérobies ou anaérobies, y compris vitré du veau, du porc et du lapin.

Le fait que l'ophtalmie sympathique pouvait survenir après énucléation ou résection du nerf optique, avait conduit Deutschmann à penser que le cordon cicatriciel du nerf réséqué restait perméable aux microbes. Pour s'en assurer, Bach et Velhagen, 4 semaines après l'énucléation d'un œil sur l'animal, poussèrent une injection d'encre de Chine ou de bleu de Prusse dans les méninges, et cela sous une pression bien supérieure à celle du liquide céphalo-rachidien ; de la sorte ils purent constater l'imperméabilité parfaite du moignon nerveux.

On ne conçoit pas d'ailleurs que des microbes pathogènes puissent se transporter d'une gaine optique à l'autre à travers la cavité libre des méninges, sans infecter ces dernières. Or, nous le savons, tout signe de méningisme fait défaut dans l'évolution des ophtalmies sympathiques.

Le rôle du traumatisme, comme cause prochaine, est indéniable, mais étant donné que dans la grande majorité des cas, l'ophtalmie sympathique fait défaut, deux fois seulement sur un ensemble de 566 blessures graves d'après Hohlemann (1), force est d'admettre l'intervention d'une autre cause qui n'est que l'infection.

Nous avons dit plus haut combien Mackenzie insiste sur la dyscrasie du sujet et la fréquence d'une constipation opiniâtre. Si l'on cherche bien, on ne tarde pas à trouver divers troubles nutritifs ayant pour point de départ le rein, le foie, le pancréas, la rate, les glandes vasculaires sanguines, le tractus génital, etc... A cet égard, la recherche du taux de la toxicité des urines et de celle du sang sont d'une réelle im-

(1) HOHLEMANN, *Arch. f. Augenheilk.*, 1891.

portance. On devra également tenir compte de toute affection
miasmatique concomitante ou passée, des troubles menstruels,
des toxhémies telles que l'alcoolisme, l'intoxication plombi-
que et autres, des affections bucco-pharyngiennes et nasales.
L'observation suivante vient à l'appui de ces dernières ori-
gines.

Homme de 40 ans ; violente contusion de la sclérotique de
l'œil gauche, sans déchirure de la conjonctivite, produite par
la bourre d'un petit canon avertisseur. A l'examen, nous
trouvons une toute petite éraillure de la sclérotique vers le
grand angle, sous la forme d'une ligne noirâtre perçue à travers la conjonctive. Au bout de 4 à 5 jours apparaît de
l'irido-cyclite séreuse sympathique grave dans l'œil congé-
nère. Ce qui nous a frappé, c'était l'aspect cachectique du
sujet et l'odeur nauséabonde qu'il exhalait du nez et de la
bouche, par suite d'une gingivite tartreuse habituelle, accompagnée d'ozène. Comme les urines étaient normales, et en
l'absence de toute autre lésion viscérale, nous avons admis
la toxhémie dérivant du mauvais état de la bouche et du nez.
L'énucléation de l'œil sympathisant, dont la vue était entièrement perdue, nous mit en présence d'une irido-cyclite
plastique ; alors que le segment postérieur, vitré, choroïde,
rétine et nerf optique étaient absolument intacts. Un traitement
interne par le sirop de Gibert et les frictions mercurielles,
n'ont eu aucun effet utile, bien que continués pendant trois
semaines ; par contre, une série de 30 injections huileuses
de biiodure de mercure amena la guérison de l'œil sympathisé avec retour complet de la vision, sans avoir laissé subsister la moindre trace de synéchies papillaires : depuis 4 ans
que ce fait fut observé, la guérison a subsisté.

Vous vous rappelez sans doute que, dans une de nos séan-
ces des années précédentes, j'avais insisté de concert avec
d'autres membres, sur l'efficacité réelle du mercure, dans le
traitement de l'ophtalmie sympathique : c'était à propos de
l'observation d'une de mes malades, que j'avais opérée avec
plein succès un an auparavant, de la cataracte. L'année suivante une seconde extraction faite en ville sur l'œil congé-
nère fut suivie de suppuration, laquelle se compliqua d'ophtalmie sympathique. Sans énucléer l'œil sympathisant,

j'instituai un traitement interne par le calomel, les pilules de
Dupuytren et l'iodure de potassium, et j'eus la satisfaction
de guérir l'ophtalmie sympathique, et de restituer à l'œil
sympathisé toute son acuité visuelle, moyennant une irido-
capsulotomie transversale.

Ici comme ailleurs, la question de savoir si l'endo-infection de l'œil sympathisé provient de toxines ou de microbes
atténués charriés par le sang, reste à déterminer. Comme
tantôt on y trouve des microbes et d'autres fois pas, les deux
doctrines peuvent être soutenues. Ce qui est certain, c'est
que la localisation microbienne dans un œil traumatisé et
surtout préalablement irrité par des principes chimiques
qu'on y injecte, se fait avec la plus grande facilité. On nous
permettra de relater à ce propos trois expériences on ne peut
plus convaincantes.

1re EXPÉRIENCE. — Sur un lapin absolument sain, nous injectons le
20 janvier dernier dans le vitré, en prenant toutes les précautions
d'antisepsie rigoureuse, trois gouttes de nicotine pure. Le lendemain,
on inocule dans le flanc 1 centimètre cube de toxine pyocyanique filtrée, puis une seconde le 23 janvier, sans que l'animal offre la moindre
réaction générale ou oculaire. Le 28, on pratique une injection profonde à la paroi ventrale de un demi-centimètre cube de culture active de coli-bacille ; 2 jours après, on voit apparaître dans l'œil nicotisé
de l'hypopion, dont le pus, examiné au microscope, contenait exclusi-
vement le coli-bacille pur. Un nouvel examen du pus de la chambre
antérieure, sous le microscope et par ensemencement sur agar, pratiqué onze jours plus tard, montrait que le coli-bacille pyogène avait
disparu et qu'à sa place il s'était greffé du staphylocoque, provenant
peut-être du sac conjonctival et ayant traversé la cicatrice de la première paracentèse, à en juger au moins par l'état général parfait de
l'animal jusqu'à présent (fin février). L'animal qui pesait primitivement 2.640 grammes, ne pèse, il est vrai, que 2.100, mais cette diminution de poids revient en partie à sa réclusion dans le laboratoire.

Un fait très intéressant qui ressort de cette expérience, c'est la pénétration du coli-bacille dans un œil primitivement irrité et sa disparition totale au bout de peu de jours, ce qui donne raison à ceux qui
pensent comme Axenfeld que l'absence de microbes pathogènes dans
un œil suppuré ne prouve pas qu'il n'y en ait pas eu auparavant.

2e EXPÉRIENCE. — Lapin pesant 2.790 grammes. On lui fait les 21 et
23 janvier, au flanc, toujours aseptiquement, deux injections d'un centimètre cube chacune de toxine pyocyanique filtrée, comme pour le
premier lapin, au Chamberland par le procédé de Kitasato. Le 28 du

même mois, injection au flanc de 1 centimètre cube de culture active de staphylocoque, et le 9 février, injection sous-cutanée de 1 centimètre cube de culture virulente de coli-bacille. Le même jour, on injecte dans un œil, en vue de l'irriter, 3 gouttes d'une solution d'acide acétique à 25 0/0, qui eut pour résultat de troubler la cornée, mais sans déterminer d'hypopion.

Le 18 février, on pompe à l'aide d'un tube de verre flambé, quelques gouttes d'humeur aqueuse fibrinoïde que l'on ensemence sur agar. Le résultat fut, le développement de colonies pures des staphylocoques inoculés sous la peau 12 jours auparavant, sans mélange de coli-bacille.

Le 1ᵉʳ mars, on examine le lapin qui continue à se bien porter et n'a perdu que 140 grammes de son poids primitif.

3ᵉ EXPÉRIENCE. — Lapin de 2.180 grammes.

Le 4 février dernier, il reçoit au flanc une injection de 1 centimètre cube de culture active de coli-bacille, et le 9 on injecte 3 gouttes d'acide acétique pur dans la chambre antérieure.

Le 18 février, la cornée étant devenue terne, on puise comme précédemment de l'humeur aqueuse fibrinoïde, laquelle examinée au microscope et cultivée sur agar, se trouve contenir du coli-bacille à l'état de pureté. Depuis lors, l'animal continue à dépérir et meurt le 21 février au matin, après avoir perdu 640 grammes de son poids. L'autopsie, faite de suite après la mort, ne démontre aucune lésion, ni viscérale, ni articulaire, et des cultures sur agar, pratiquées avec le sang pris dans le cœur et le vitré des deux yeux, ont décelé du staphylocoque albus sans mélange de coli-bacille ni d'aucun autre microbe. Ici encore, la disparition du coli-bacille et sa substitution par le staphylocoque banal, qui, comme on sait, existe souvent dans le sang et y pullule après la mort, est un fait à noter.

Les expériences qui précèdent démontrent, à n'en pas douter, la facile pénétration des microbes, peut-être aussi de leurs toxines, dans un œil, pourvu qu'il soit préalablement irrité ou congestionné.

En clinique c'est dans ce sens qu'on devra expliquer l'action des vaso-moteurs de l'œil sympathisé mis en branle par ceux de l'œil sympathisant ; en supposant que cela se passe chez un individu en puissance de toxhémie ou non, on assiste à l'évolution d'une ophtalmie sympathique dans le premier cas, et de troubles sympathiques purement fonctionnels dans le second.

Pour que l'œil traumatisé provoque une ophtalmie induite, il faut que lui-même commence par devenir le siège d'une inflammation. Celle-ci, comme toujours, est le résultat d'une infection, qu'elle dérive d'agents microbiens amenés par le traumatisme, ou puisés dans l'ensemble de la constitution générale ; on conçoit dès lors que, grâce à l'antisepsie locale de l'œil traumatisé, on soit parvenu à rendre encore plus rare que par le passé l'ophtalmie induite. De son côté l'endo-infection d'un œil légèrement blessé ou purement contusionné, explique que cet œil puisse s'enflammer et provoquer à son tour l'ophtalmie sympathique.

Partant des faits qui précèdent, il nous semble désormais nécessaire, lors d'un traumatisme quelconque de l'œil, d'instituer à la fois un double traitement antiseptique, local et général, visant, le premier l'antisepsie de l'œil, le second celle de l'organisme. Ce qui est vrai pour les blessures accidentelles, l'est également, quoique d'une façon plus restreinte, pour les opérations qui intéressent le globe oculaire.

La théorie endogène, qu'on pourrait appeler volontiers sanguine ou circulatoire, a été niée par Leber, en se fondant sur l'absence de microbes dans le sang, mais on sait qu'il en est ainsi pour la tuberculose, la lèpre et autres affections de nature nettement microbienne, où l'on voit des localisations à distance par métastase, sur des parties très éloignées de l'organisme.

Ce qui est certain, c'est que, pour qu'il y ait localisation, aussi bien dans l'œil qu'ailleurs, il faut faire intervenir des causes accessoires telles que le froid, la chaleur, une irritation chimique ou mécanique quelconque, et pour l'œil comme pour les autres organes, le surmenage, les veilles prolongées ou des intoxications telles que celles provoquées par l'alcool et autres agents de même ordre, ou bien encore l'influence du système nerveux.

La symétrie des lésions, en pareil cas, constitue, en clinique, la preuve que ce système y contribue ; mais l'intervention des nerfs ciliaires se réduit à cela, et tant qu'elle reste seule, sans infection surajoutée, on assiste à de purs troubles sympathiques pouvant même se prolonger, sans jamais aboutir à l'ophtalmie induite.

Par suite de cette symétrie, suivant que l'inflammation de l'œil sympathisant s'attaque au segment antérieur, procès ciliaire et iris, ou au postérieur, choroïde, rétine et nerf optique, c'est sous l'une ou l'autre forme qu'elle se traduit sur l'œil sympathisé.

Rappelons d'ailleurs que la *bilatéralité* et la *symétrie* des lésions ne sont pas le fait exclusif de l'ophtalmie sympathique, mais qu'on les retrouve dans la plupart des lésions par dyscrasie, tant inflammatoires qu'hémorrhagiques ou néoplasiques, intéressant le globe et ses annexes.

Quoi qu'il en soit de la théorie, la pratique ophtalmologique a déjà gagné grandement à la doctrine microbienne. Outre les heureux résultats réalisés par l'antisepsie locale, il faut mentionner ceux non moins importants dus à la sérumthérapie qui n'a pas encore dit son dernier mot.

C'est bien cette preuve d'utilité clinique qui m'a guidé dans la rédaction de ce rapport, pouvant servir de base je l'espère, à une discussion fructueuse pour tous.

Imp. G. Saint-Aubin et Thevenot. — J. Thevenot, successeur, Saint-Dizier (Hte-Marne).

9 782014 047370